AF595704

DU SORT
DES MÉDECINS DE RÉGIMENT.

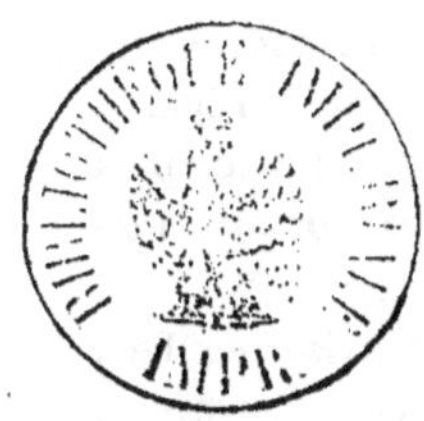

> Ne dirait-on pas qu'il en est de leur art comme de cette épée qu'on leur a donnée pour la laisser au fourreau?
>
> (*Du Fonctionnement des Médecins militaires.*)

Dans une brochure récente sur le *Fonctionnement des Médecins militaires,* un de nos maîtres dans l'art de guérir vient d'attirer l'attention publique sur les médecins des corps de troupes et sur l'espèce d'ilotisme qui pèse sur eux.

Les pages qu'on va lire n'ont d'autre but que de soutenir la même thèse, et de développer quelques-unes des idées fécondes contenues dans cette trop courte notice.

Par les derniers règlements sur le service de santé, le nombre des médecins de l'armée a été fixé à 1,147. Tous les membres de ce corps doivent être docteurs, c'est-à-dire revêtus de la plus haute garantie scientifique, et avoir parcouru le même cercle d'études que ceux de leurs camarades d'École qui viennent exercer dans nos villes, où les attend, suivant leur capacité, un degré de bien-être, de considération et de fortune auquel les médecins militaires ont depuis longtemps et fort sagement renoncé.

Mais si le dévoûment amène sans efforts le sacrifice de la richesse, de la vie tranquille, de la considération même, il ne peut et ne doit jamais entraîner à l'oubli de la dignité personnelle, et exiger l'abandon de ce que, dans le monde de l'intelligence, on appelle la vocation ou l'amour de son art. Demandez à un peintre, à un statuaire le renoncement aux aises de la vie, à la famille, à la fortune, vous l'obtiendrez peut-être ; mais exigez de l'un qu'il jette ses pinceaux, de l'autre qu'il brise ses marbres, voilà ce que vous n'obtiendrez jamais. Il en est de même du médecin. Ce n'est point un fonctionnaire qui demande de l'avancement, ce n'est pas un employé avide de repos, c'est un homme qui, par goût, s'est lancé dans la carrière la plus aride, la plus hérissée de difficultés et de répugnances, la plus semée d'écueils, la moins lucrative qui existe, uniquement pour obéir à une voix qui lui disait au fond du cœur qu'il est beau de consacrer sa vie au soulagement des misères humaines et à la guérison des pauvres malades. Pour lui la science est un sacerdoce, et la pratique un devoir sacré.

Or, de ces 1,147 docteurs en médecine que le gouvernement entretient pour l'armée, il arrive que, par un vice capital dans la répartition du service, le règlement actuellement en vigueur en place plus des trois quarts dans l'impossibilité absolue d'exercer leur art et de remplir leur mission.

Je m'explique. Les 1,147 médecins militaires sont divisés en deux grandes sections : 1° *les médecins des hôpitaux ;* 2° *ceux des corps ;* les uns étant au nombre de 522, les autres au nombre de 625.

Des premiers, 260 seulement sont *légalement* employés comme médecins traitants. — 260 pour une armée de 600,000 hommes, — et 262, parmi les plus jeunes, sont utilisés comme élèves ou aides de cliniques. Quand je dis 260 pour une armée de 600,000 hommes, je me trompe ; car, par une anomalie bizarre, 95 garnisons seulement, dont voici les noms : Paris, Vincennes, Versailles, Lille, Cambrai, Dunkerque, Valenciennes, Calais, Saint-Omer, Maubeuge, Arras, Châlons, Givet, Sedan, Metz, Bitche, Longwy, Thionville, Sarreguemines, Nancy, Phalsbourg, Montmédy, Strasbourg, Colmar, Belfort, Neufbrissac, Besançon, Bourbonne, Lyon, Briancon, Grenoble, Marseille, Toulon, Montpellier, Perpignan, Toulouse, Bayonne, Saint-Jean-Pied-de-Port, Bordeaux, La Rochelle, Saumur, Rennes, Belle-Ile-en-Mer, Bastia, Ajaccio, Calvi, Corté, Bourbon-l'Archambault, Alger, Blidah, Medeah, Milianah, Coleah, Orléansville, Aumale, Fort-Napoléon, Laghouat, Dellys, Tenez, Cherchell, Djelfa, Dra-el-Mizan, Tizi-Ouzou, Boghar, Teniet-el-Had, Oran, Mascara, Bel-Abbès, Tlemcen, Mostaganem, Nemours, Le Sig, Daya, Sebdou, Ain-Temoutchen, Arzew, Saïda, Géryville, Mers-el-Kébir, Ammi-Moussa, Lalla-Magrhnia, Tiaret, Constantine, Philippeville, Bone,

Setif, Batna, Bougie, Guelma, La Calle, Djijelli, Biskra, Soukaras, jouissent du privilége d'avoir des médecins militaires pour traiter les malades de l'armée, tandis que les troupes cantonnées en France, dans les villes suivantes : Laon, Chartres, Orléans, Beauvais, Châteaudun, Mézières, Verdun, Saint-Michel, Lunéville, Pont-à-Mousson, Épinal, Tours, Blois, Poitiers, Laval, le Mans, Schelestad, Béfort, Dôle, Vesoul, Vienne, Aix, Avignon, Draguignan, Rodez, Villefranche, Nîmes, Béziers, Montauban, Cahors, Blaye, Périgueux, Angoulême, Agen, Nantes, Niort, Angers, Bourbon-Vendée, Saint-Brieuc, Quimper, Saint-Malo, Vannes, Lorient, Rouen, le Hâvre, Évreux, Alençon, Caen, Saint-Lô, Bourges, Nevers, Limoges, Châteauroux, Douai, Amiens, Arras, Abbeville, Dijon, Troyes, Auxonne, Châlons-sur-Saône, Mâcon, Sens, Langres, Clermont-Ferrand, le Puy, Roanne, Aurillac, Moulins, Tarbes, Mont-de-Marsan, Pau, Narbonne, Foix, et une foule d'autres garnisons temporaires ou permanentes, où n'existent pas d'hôpitaux militaires, les malades de l'armée vont se faire traiter aux hôpitaux civils, où ils sont remis entre les mains des médecins ordinaires de ces établissements.

Et, tandis que, dans les premières de ces garnisons, le service est distribué de manière que chaque médecin traitant puisse accorder tout au plus deux minutes de soins à chaque malade, que, dans les secondes, le soldat est privé de toute relation avec les docteurs de son régiment, qu'il connaît, qu'il aime, et en qui il a mis sa confiance, savez-vous à quoi sont occupés, du matin au soir, ces 625 médecins militaires attachés aux corps de troupes, desquels le gouvernement exige le diplôme de docteur, cinq années d'études sérieuses, un an de stage au Val-de-Grâce, deux examens d'aptitude spéciale, et pour lesquels il dépense annuellement une somme de plusieurs millions?... je vais vous le dire :

Le matin ils font, pendant une demi-heure, la visite au quartier, exemptent les hommes indisposés, signent des billets d'hôpital à ceux qui sont malades; tout au plus peuvent-ils à l'infirmerie garder, dans une quinzaine de lits, quelques affections très légères, pour lesquelles ils manquent, presque toujours, de médicaments, ou d'infirmiers capables de les administrer. Le reste de leur temps est consacré à écrire des registres, à assister aux manœuvres, à suivre les marches militaires, ou à ne rien faire.

Ce genre d'exercice se renouvelle invariablement pour eux chaque matin, pendant trois ans, cinq ans, dix ans, pendant la vie toute entière, si les chances hasardeuses d'un concours ne viennent les rappeler dans les hôpitaux, ou si les exigences de la guerre ne les jettent violemment, de l'inaction la plus absolue à la tête d'une ambulance où ces hommes, à qui tout à l'heure il était défendu de traiter une simple fièvre intermittente, se trouvent à la tête d'un service énorme de blessés gravement atteints, de cholériques, de thyphiques, de dysenteriques, de tous les fléaux en un mot que les combats traînent après eux.

Dira-t-on que cette règlementation « n'atteint pas le médecin qui peut être très instruit, et que la fonction seule est condamnée à l'impuissance » ? Mais ceux qui parlent ainsi ne savent donc pas que, dans la médecine comme dans toutes les sciences, comme dans tous les arts, la pratique est la condition essentielle du progrès; qu'à ne rien faire la mémoire se rouille comme la main s'alourdit; qu'il est peu d'hommes assez énergiquement doués pour s'adonner à un travail pénible quand ce travail ne doit avoir aucune application; que l'expérience est le fruit de l'observation et de la comparaison; qu'en médecine, plus que partout ailleurs, la théorie seule est vaine, et que la pratique est presque tout? Ils ne savent donc pas que la plus grande humiliation qu'on puisse infliger à un homme est de le payer pour un emploi qu'on lui défend d'exercer; que c'est là une honte, un brevet d'incapacité, une insulte? Enfin, je le demande au plus novice de mes lecteurs, est-il une administration assez maladroite, assez dénuée d'expérience, pour faire préluder à une vie active par huit ou dix ans de repos; à l'application d'une science difficile, par la privation prolongée des moyens de pratiquer cette science; à une responsabilité énorme, par une grasse sinécure? C'est cependant ce que l'on fait pour nous en nous préparant au traitement des malades par dix ans d'assistance à l'exercice à la baïonnette.

Mais ce ne sont là que des non-sens; suivons la vie des médecins militaires, et nous allons y voir fourmiller les contradictions.

Quand un aide-major sort du Val-de-Grâce, avec son diplôme universitaire, la commission ministérielle de son grade, sa tête bourrée de science, et sa main nouvellement exercée aux plus délicates opérations de la chirurgie, il est immédiatement dirigé sur l'Afrique. C'est le noviciat obligé, et je n'y vois rien à redire, car rien ne forme mieux à la guerre que la guerre, et au métier de soldat que les privations. Du jour où il a mis le pied sur ce nouveau sol, le jeune docteur devient l'homme-lige de l'administration. Pour lui, point de règle, point de tradition, point d'autre loi que le bon plaisir; sa tente doit être toujours levée et ses cantines prêtes. Au moindre mot de l'intendance militaire, du bureau arabe, du commandement, il part seul, souvent sans guide, toujours sans escorte, sur le mauvais cheval de troupe qu'on ne lui accorde qu'avec peine, pour suivre pendant des journées, pendant des semaines entières, sous un soleil de feu, la route qu'il a plu de lui tracer. D'ordinaire les soldats ne voyagent que par troupe et par étapes marquées, les officiers ne se mettent en chemin qu'avec un bon mulet pour porter leurs effets, des hommes dévoués pour les accompagner, un domestique pour les servir; mais pour lui l'homme de la science, dont le dévoûment est connu, aucune de ces précautions n'est prise, aucun de ses aises n'est ménagé. C'est une sortie qui s'exécute, il faut une ambulance; c'est un poste enfoncé dans les terres, à quatre-vingts ou cent lieues, dont le médecin est tombé malade ou a obtenu son changement, il faut le remplacer; c'est un assassinat commis, il faut constater le crime; ce sont des tribus entières, pauvres, disséminées, à vacciner; il faut les parcourir dans tous les sens, vivant de l'hospitalité, couchant sous le toit mobile et incommode des douars, mangeant ce que les indigènes veulent bien lui céder; sans bagages, sans vêtements, sans linge, sans provisions, entièrement à la merci de quiconque voudrait l'insulter, le piller, le tuer même.

Celui qui écrit ces lignes a vécu cinq ans de cette vie aventureuse et misérable, et aujourd'hui, condamné à la monotone existence des garnisons, il se trouve obligé de le compter ce temps d'épreuves parmi les plus heureuses années de sa jeunesse. Au moins alors il avait quelquefois l'occasion d'exercer son art et de se montrer médecin.

Je poursuis. Après deux ou trois années passées soit à la suite des colonnes expéditionnaires, soit à tenir des cahiers de visites et à monter la garde dans les hôpitaux de la première et de la deuxième zône de nos possessions, l'aide-major, suffisamment bronzé par le soleil, mais beaucoup moins exercé au traitement des maladies qu'il ne l'était à sa sortie de l'École, reçoit ordre de parcourir, par stations de six mois, les postes perdus dans l'intérieur des terres ou les villages nouvellement créés dont aucun médecin de colonisation n'a encore voulu accepter la résidence.

Alors commence pour lui une vie nouvelle. Ce novice, auquel la veille on n'aurait pas même voulu confier une salle de galeux, cet aide chétif auquel on accordait tout au plus la faveur d'ouvrir un panaris, ou de scarifier une ventouse, se trouve placé seul, à vingt lieues dans les terres, sans conseil, sans aide, souvent sans livres, au milieu d'une population relativement considérable, à la tête d'un hôpital où peuvent, où doivent se rencontrer les cas les plus graves et les plus compliqués, où non seulement les militaires, mais où les enfants, les femmes, les vieillards ont droit à ses soins, où se développent des maladies d'autant plus dangereuses que la culture est nouvelle et l'installation souvent insalubre, où chacun tend vers lui des mains suppliantes, comme au seul représentant de la science auquel il soit possible de recourir.

Je tiens à ce que ce fait soit bien constaté, car j'en veux tirer un de mes principaux arguments. Je me suis trouvé souvent dans ces difficultés. Plusieurs de mes camarades ont dû s'y trouver comme moi; car ce n'est pas dans un seul poste, dans un seul village que ce cas se présente; il y en a cinquante au moins. Les hôpitaux de Tiaret, de Saïda, de Géryville, de Sebdou, de Lalla-Magrhnia, de Relisane, d'Arzew, de Mers-el-Kebir, de Daya, d'Ammi-Moussa, dans la province d'Oran; ceux de Laghouat, de Dra-el-Mizan, de Tizi-Ouzou, de Boghar, de Teniet-el-Had, de Sidi-Ferruch, dans la province d'Alger; de Biskra, d'Hnmmam-Mescoutina, d'El-Millah, de La Calle, de Tebessa, de Bouçada, de Collo, de Bordj-bou-Arreridj, de Taki-Toun, d'Ain-Beda, dans la province de Constantine, et une foule d'autres, ne sont desservis que par des aide-majors, souvent par des aides de deuxième classe, et, dans plusieurs de ces centres de populations militaires ou agricoles, le chiffre des habitants dépasse quinze cents individus. Il y a là, avec chaque profession différente, des maladies diverses; avec chaque sexe, chaque âge, des soins spéciaux à donner. Ces lointaines contrées ne sont à l'abri d'aucun des fléaux, d'aucun des accidents qui déciment l'espèce humaine, et c'est un seul, un tout jeune docteur qu'on charge de faire face à toutes ces éventualités.

En France, avec moins de danger, il est vrai, le même fait se présente. Les hôpitaux militaires de Sedan, de Longwy, de Phalsbourg, de Calvi en Corse, et d'autres qui m'échappent, sont dirigés par des aide-majors.

Qu'on comprenne bien ma pensée : je ne veux pas dire que, dans ces points reculés, le médecin militaire, parce qu'il est revêtu d'un grade inférieur, soit au-dessous de la mission qui lui est confiée.

Loin de moi une pareille insinuation. Je suis persuadé, au contraire, et j'ai des raisons d'expérience pour le croire, que tout s'y passe admirablement, que le zèle, l'étude, les souvenirs d'une forte instruction scientifique, et l'énergie propre à la jeunesse, font surmonter à nos camarades toutes les difficultés de la position qu'on leur crée, et c'est précisément de ce résultat que je veux prendre note, pour m'en servir tout à l'heure comme d'une arme.

Voilà donc écoulées les six ou sept premières années de service. Le jeune docteur a pris de l'âge; son esprit s'est mûri, son corps s'est accoutumé à la fatigue; la pratique lui a permis d'acquérir une expérience féconde. C'est un médecin consommé. Il a de trente à trente-cinq ans. Que va-t-il devenir? Sans doute son ancienneté, en lui rouvrant les portes de la patrie, va lui permettre de mettre à profit une science si laborieusement acquise, d'exercer son art sur un plus grand théâtre, de marcher l'égal des médecins civils ses anciens camarades? Détrompez-vous, il n'en sera rien.

En passant dans un régiment, l'aide-major perd le titre de docteur, ou, ce qui revient au même, il perd le droit d'exercer que lui conférait son diplôme. Réduit, comme je l'ai dit, à l'état de surveillant de la santé, il n'a plus d'autre mission que de désigner pour l'hôpital les soldats malades, et d'accompagner dans les manœuvres ceux qui sont valides. C'est là une fonction, sans doute; mais quelle fonction, et comment un savant y prendrait-il goût, lorsqu'il suffit, pour la remplir, de savoir écrire correctement le nom des maladies et d'avoir des jarrets infatigables?

L'avancement vient-il à pousser notre docteur au grade de médecin-major, les fonctions sont les mêmes, les devoirs semblables, l'oisiveté scientifique pareille. Mais c'est ici que le fonctionnement actuel amène les plus étranges bizarreries : je suppose le médecin-major tel qu'il doit être, tel qu'il est, instruit, expérimenté, d'un âge déjà mûr, et je prends le cas qui se présente tous les jours, où un soldat malade, un homme qu'il a incorporé au corps, qu'il a examiné, visité, suivi depuis plusieurs années, qu'il connaît, en un mot, vient s'offrir à lui pour être traité. Le médecin le questionne, le palpe, l'examine, reconnaît sa maladie et la consigne sur un registre; mais là se borne son droit. Il doit immédiatement le diriger sur un hôpital où il lui est défendu de le suivre de ses conseils, de son affection, de ses soins. Du moment où il franchit la porte de cet établissement, le malade non seulement ne peut plus réclamer les conseils de ce docteur, qui est son ami, qui est membre de sa famille, car le régiment c'est une famille, mais il devient la propriété entière du médecin de la salle dans laquelle il est dirigé. Celui-ci l'examine de nouveau, juge en dernier ressort de son état, et le traite comme bon lui semble, sans que le docteur du corps ait la plus petite observation à faire. Cependant le chef de l'hôpital peut être un des jeunes gens dont je parlais tout à l'heure, tandis que celui du corps est un vieux praticien. Qu'importe ! c'est le règlement.

Transportons-nous, par exemple, en Afrique, en une ville que nous nommerons X, pour ne froisser personne. X est une redoute où cantonne un régiment de soldats, avec un médecin-major. Il y a dans son enceinte un petit hôpital militaire dirigé par un jeune aide-major. Supposez qu'un soldat du régiment tombe malade ; son médecin-major voudrait bien le soigner, il en a tout le loisir, il connaît son tempérament, ses habitudes, sa maladie ; mais non. L'hôpital, au nom de la loi, le réclame, et de l'hôpital, le médecin du régiment, le chef hiérarchique, l'ami du malade est exclu. Il n'a pas droit d'y prescrire le moindre pot de tisane, la plus légère potion. C'est l'affaire du médecin traitant, du jeune aide ; c'est son droit, et il le revendique hautement. Le grade, l'ancienneté, la science de l'autre ne lui servent de rien ; il peut faire interdire l'entrée de l'hôpital à son chef, il ne lui doit aucune déférence, il juge, et il juge seul ; cela s'est vu naguère en Afrique, cela pourrait se voir demain à Sedan ou à Bitche.

Je ne dis rien du déplaisir, de l'impression douloureuse que le malade éprouve de ce séquestre, de cet isolement forcé, de cette impossibilité de communication avec un médecin de son choix. Est-ce que le soldat doit avoir les préférences que le plus humble ouvrier de nos villes se croit autorisé à manifester? Pauvres soldats! n'arrivera-t-il donc jamais un jour où l'on reconnaîtra que, pour porter une culotte rouge, tu n'a pas abdiqué ta dignité d'homme, et que sous ton humble capote bat un cœur aussi bien fait pour éprouver les sentiments affectueux de la reconnaissance que pour savourer les âpres triomphes de la discipline et du courage?

A l'armée pas plus que dans la vie civile, comme le dit si éloquemment l'auteur que je me plais à citer, le médecin et son malade ne sauraient être deux étrangers ; il importe, au contraire, que ce soient de vieilles connaissances, deux amis, deux membres de la même famille. « Il y a là une influence si grande, que nous avons vu en Crimée, dans nos ambulances, des blessés ne pouvoir contenir leur joie en retrouvant parmi nous un docteur qu'ils avaient connu dans leur régiment, et demander instamment d'être opérés par lui. »

Si on arrive à ces contradictions absurdes, à ce contrôle ridicule du supérieur par l'inférieur, à ce froissement de tous les intérêts de l'homme dans les hôpitaux militaires, que dirai-je des hôpitaux civils? A Dieu ne plaise que je veuille décrier le zèle et la science de nos anciens et bons amis des Écoles qui ont préféré les graves et tranquilles travaux de la vie sédentaire à la carrière aventureuse que nous suivons; mais le service de l'hôpital, nous le savons tous, n'est pour la plupart d'entre eux qu'une corvée honorifique qui leur rapporte peu, qu'ils n'acceptent que pour s'entretenir l'esprit par l'inspection journalière de cas nouveaux et intéressants, mais sur laquelle ils ne comptent pas pour vivre, et en dehors de laquelle, par conséquent, ils doivent être tourmentés par toutes les préoccupations d'une carrière où chacun ne recueille qu'en raison de son activité. Ils ne peuvent donc qu'accorder un temps extrêmement court à chaque malade. Ajoutez que, étant peu familiarisés avec la vie du soldat et complètement étrangers à tous ceux qu'ils soignent, ils ne sauraient, comme le médecin militaire, entrer dans les confidences, dans les intérêts de chacun, leur distribuer ces bonnes paroles qu'un vieux camarade peut seul trouver, causer avec eux de leurs espérances, de leurs amis, relever leur moral abattu, toutes choses qui ont une si grande influence sur la guérison.

Et puis, n'est-ce pas une sorte de honte, un reflet d'ignominie, mieux que cela, un passe-droit réel que tous les jours, et volontairement, l'État fait subir à ses médecins, sans respect pour leur talent et leurs mérites. Quoi! dans une famille où un vieux docteur a coutume de venir, si l'on en appelle un autre, le premier se croit humilié, déprécié, au point que souvent il refuse d'y revenir, et vous voudriez que l'ami, le confident, le compagnon de misères du soldat, le médecin du régiment, qui connaît, homme par homme, la constitution, le tempérament, les infirmités, les aptitudes de chacun, qui a des rapports journaliers avec tous, depuis le conscrit jusqu'au vétéran, à la caserne, aux manœuvres, aux revues, en marche, en campagne, au feu aussi bien qu'en garnison, vous voudriez, dis-je, que cet homme qui est docteur par goût, qui est médecin par devoir, vît sans déplaisir, parce qu'il est militaire, ses malades arrachés de ses mains par une discipline brutale et aveugle, et jetés malgré eux dans un lit d'hôpital civil, où il n'a pas même le droit d'aller les voir.

Enfin n'est-ce pas particulièrement du médecin étranger à l'armée que l'on peut dire, avec l'auteur que j'aime à suivre, qu'il y a de la cruauté à ce qu'il soit pour son malade un juge sans appel. « Si le soldat n'a pas confiance, s'il croit sa maladie méconnue, ou le traitement contraire, à qui s'adressera-t-il pour se rassurer? Position terrible qui lui est faite, surtout s'il a la conviction, imaginaire, il est vrai, la plupart du temps, qu'il pourrait être guéri par une autre médication. »

J'ajouterai que la différence qui existe entre le soldat malade, à l'hôpital, et le mendiant infirme, à l'hospice, n'est pas assez définie dans l'esprit du médecin civil traitant pour que la discipline et le bon ordre des régiments n'aient pas souvent eu à souffrir. En effet, le malade civil qui entre à l'hôpital est un individu qui vient pour se faire traiter économiquement, mais que ses affaires appellent au plus vite hors des salles. Son devoir est d'y rester le moins qu'il pourra, celui de l'établissement est de le garder le moins possible, afin de faire place à d'autres. Sous cette double influence, le médecin s'habitue à signer les billets de sortie dès que le danger du mal commence à disparaître, et sans attendre la parfaite, la vraie guérison. Dans l'armée, au contraire, l'hôpital est la position régulière de l'homme momentanément impropre au service. Consultez tous les colonels, ils vous diront qu'ils préfèrent mille fois voir leurs hommes en traitement à l'hôpital que de les voir languissants à la chambre; qu'une caserne bien tenue ne doit être habitée que par des hommes valides, prêts à partir au premier signal; que les convalescences à la chambre, infructueuses pour le malade, auquel il est impossible de procurer une nourriture spéciale et des soins appropriés à son état, sont en même temps pour le corps entier un sujet de désordre, et pour la discipline un embarras. L'hôpital, pour le soldat, n'est pas un lieu de refuge, c'est une maison de santé. Son admission dans les salles n'est pas une faveur, c'est un droit. On conçoit aisément qu'il ne doive pas y être traité comme les victimes de la misère; et, si l'exiguité des locaux exige qu'il habite sous le même toit, qu'il couche dans les mêmes lits, qu'il se promène dans les mêmes cours, qu'au moins la présence de son médecin lui rappelle qu'il fait partie d'une famille où il n'est pas oublié, et que son séjour dans les hôpitaux soit calculé non pas sur les intérêts de ces établissements, mais sur ceux de sa santé.

Puissé-je avoir convaincu le lecteur que les médecins de régiment, trop peu occupés de médecine, ont besoin que leur position soit changée; — que les médecins des hôpitaux militaires sont actuellement répartis contrairement à toute hiérarchie; — que les médecins civils n'ont aucune mission pour traiter convenablement les militaires. — Il ne me resterait plus qu'à exposer ce qu'a de vicieux le recrutement des médecins des hôpitaux militaires, et cette partie de ma thèse me semble la plus claire et la plus facile de toutes.

En principe, le règlement actuel veut que, pour devenir traitant dans un hôpital, le docteur militaire ait subi un concours spécial soit de médecine, soit de chirurgie, suivant la branche à laquelle il se destine, et que, pour se présenter à ce concours, il soit revêtu du grade de major et sorte des régiments.

Je ferai d'abord remarquer que cette règlementation est toute nouvelle. J'ai lu avec un soin particulier l'excellente étude de M. Begin sur *le Service de Santé militaire*, je n'y ai rien trouvé sur cette matière qui pût servir de précédent.

On comprend, en effet, que, jusqu'à la réorganisation de 1852, le corps de santé étant composé de chirurgiens dans le corps de troupe, et de médecins dans les hôpitaux, et le médecin étant dans l'armée, comme il l'a été si longtemps dans le civil, en possession d'une suprématie généralement admise sur l'autre branche de l'art de guérir, il eût été inutile de soulever à ce sujet la moindre contestation.

Maintenant les choses ont changé. Le décret du 23 mars 1852 porte (art. 18) que l'aptitude des médecins-majors à l'exercice des fonctions de la médecine ou de la chirurgie dans les hôpitaux, est préalablement constatée par des épreuves dont le programme est rédigé par le Conseil de santé. — Or ne vous semble-t-il pas comme à moi que la sollicitude du législateur semble s'être bien plus préoccupée ici de constater l'aptitude de chaque médecin-major aux fonctions de médecin ou de chirurgien, que d'établir un concours pour passer des régiments dans les hôpitaux. Cette manière de voir est si naturelle que, si je suis bien informé, le premier concours de ce genre a eu lieu il y a deux ans. Jusque-là MM. les inspecteurs de service avaient cru appliquer convenablement le décret impérial par quelques interrogations qu'ils faisaient subir, lors des inspections, aux médecins qui désiraient quitter les régiments pour entrer dans les hôpitaux.

Chose étrange : c'est juste au moment où le ministre de l'instruction publique, éclairé par une expérience de vingt années, supprime les concours dans l'enseignement, qu'on les établit dans le service de santé. Qu'il ait semblé nécessaire pour faire un bon professeur d'avoir l'élocution facile, de savoir discuter d'une manière nette, gracieuse et savante sur un sujet donné, cela se conçoit ; mais je n'ai jamais compris qu'il fût besoin d'être beau parleur pour bien soigner un malade. Est-ce que les partisans des concours voudraient, par hasard, que le médecin traitant fît à chacun de ses clients une jolie petite leçon sur l'étiologie et le pronostic de son mal. Embrigadez des avocats alors, et non pas des médecins. Pour moi, j'ai connu dans certaines villes de vieux praticiens bègues et timides dans le monde, qui jouissaient d'une réputation colossale et méritée, tandis que tel beau parleur, leur voisin, avait celle du maître d'école du fabuliste, dans l'apologue de l'enfant qui se noie. Il n'est pas un médecin militaire qui ne se rappelle avec quel zèle, quel talent, quelle science profonde nos aînés des régiments dirigeaient, en Crimée, les ambulances dont ils avaient été chargés, qui n'ont pu après deux ans d'une vie admirable, mais plus occupée de soulager des patients que d'arrondir des périodes, être admis par le concours à rester dans les hôpitaux.

Qu'est-il arrivé pour eux? Qu'arrivera-t-il pour tous leurs camarades qui, confiants dans une science péniblement acquise et noblement pratiquée pendant de longues années dans les camps, se présenteront à cette épreuve et échoueront? Obligés de rentrer dans leur régiment, honteux, la tête basse, « officiers supérieurs par le grade, médecins inférieurs dans l'opinion, » ne leur semblera-t-il pas toujours voir errer un sourire sur les lèvres des autres officiers du corps? Quel poids auront désormais leurs conseils, quelle confiance inspireront-ils? Et si ces hommes ont, comme il n'y a pas lieu d'en douter, la conscience de leur mérite et le sentiment de leur dignité méconnue, n'est-il pas à peu près certain qu'ils quitteront le service pour aller demander aux clients de la vie civile une plus juste appréciation de leur savoir?

Chez ceux que retiendront la timidité, la modestie ou le sentiment de honte que l'on éprouve à revenir avec des cheveux blancs s'asseoir sur une sellette d'écolier, n'est-il pas à craindre que de grands talents soient sacrifiés? Remarquez bien que pour faire un médecin principal on ne peut pas prendre un médecin major de régiment, c'est la loi actuelle, du moins, et que pour l'avancement de ceux-ci il faut la filière des hôpitaux. Or, puisqu'il ne devient médecin d'hôpital que par le concours, on ne peut devenir médecin principal que par l'éloquence. Cela semble étrange au premier abord; cela ne se voit guère dans l'armée. Quand, sur les deux cents colonels de ses régiments, l'Empereur veut choisir un général, il n'a pas coutume de leur dire : « Messieurs, assemblez-vous dans une salle, sous la présidence de mes conseillers d'État, et là, étant donnée la prise de Malakoff ou la bataille de Solferino, rédigez-moi une proclamation : le plus éloquent sera général. » Il y a, dans les traditions militaires, d'autres principes sur lesquels on se base, et d'autres usages qui semblent plus justes. Pour la médecine seule cette anomalie, cette absurdité existe, et personne ne parle d'y mettre un terme.

J'ajoute que ce concours, séduisant dans la théorie, est illusoire dans la pratique. Soit qu'il n'ait jamais pu fournir le nombre de médecins nécessaires aux hôpitaux et ambulances, soit que l'esprit pratique de MM. les intendants tende à faire bon marché de cette superfétation de titres et d'épreuves, aussitôt que le service des médecins militaires devient sérieusement difficile; qu'à la guerre il s'agit d'amputer des membres, d'arracher des balles, de désarticuler des os, de panser de grandes blessures, de couper court à de redoutables fléaux, aussitôt c'est vers les médecins de régiment que leurs yeux se portent : on dédouble les cadres, on organise des ambulances, on les met à la tête de services d'une responsabilité incroyable, et, je puis le dire hautement, sans crainte d'être contredit, personne ne les a jamais trouvés au-dessous de leur mission, personne ne s'est plaint de leur peu de science, personne n'a témoigné le désir d'être remis en d'autres mains. « En Crimée, dit l'auteur de la bochure déjà citée, le service n'a été possible qu'en abandonnant les errements anciens. Tous les aide-majors sont devenus médecins traitants. On s'est partagé les malades, sans distinction de grade. Chacun, de son mieux, a pourvu à leur entier traitement, et tenu le cahier de visite. Non seulement l'administration n'a fait aucune objection, mais elle y a trouvé une plus grande facilité pour le service des tentes et des baraques. »

Enfin, pour saper jusque dans sa base cette institution des concours, je voudrais pouvoir démontrer longuement que la distinction des médecins et des chirurgiens, depuis longtemps oubliée dans la vie civile, n'a pas plus de raison d'être dans l'armée. Du moment où les études sont les mêmes, les examens pareils et le diplôme unique, je ne vois pas sur quelle base peut reposer cette distinction. Si elle était prise rigoureusement, elle pourrait avoir les plus funestes résultats, puisqu'elle distrairait de la pratique de l'une des deux branches de notre art des hommes qui, tous les jours, par l'insuffisance du personnel, par les besoins du service, sont obligés de les pratiquer l'une et l'autre. Que, dans les grands établissements, celui qui a la main plus légère, la plus grande habitude des opérations, s'occupe particulièrement de la chirurgie; que celui qui a fait une étude plus profonde des moyens de diagnostic médical prenne de préférence une salle de fiévreux, rien de plus naturel; mais ce sont des choses à régler entre les médecins eux-mêmes, et dont la distinction ne doit pas sortir des murs de l'hôpital.

Ici se termine ce que j'avais à dire. Dans les questions de la nature de celle-ci, s'il est du devoir de tout le monde de signaler les abus, c'est à l'autorité qu'appartient l'initiative des réformes. Le laboureur qui cultive un champ connaît mieux que personne quelles sont les semences qui peuvent y réussir, quelles sont celles dont la moisson sera mauvaise. Heureux le maître assez prudent pour écouter et suivre les leçons de l'expérience.

Le mal existe, il est radical; les médecins militaires sont, les uns trop, les autres pas assez occupés. L'intérêt de l'État, le bien-être des malades, l'honneur des corps de santé demandent qu'une réforme ait lieu.

On peut y arriver par deux voies : l'une consiste à mettre tous les médecins de l'armée dans les hôpitaux; l'autre à les placer tous dans les régiments.

Le premier projet rallie un grand nombre de suffrages. Si je ne craignais d'être indiscret, je citerais le nom d'un intendant militaire qui en a fait l'objet d'un mémoire très remarquable. D'après lui, tout le corps de santé devrait être organisé en grandes ambulances, pour correspondre à la division des forces en grands commandements. Des sections seraient établies dans toutes les villes de garnison, y soigneraient les militaires à la caserne et à l'hôpital, et marcheraient avec chaque corps d'armée, suivant les besoins du service. Ce plan ne manque pas de grandeur dans la conception, mais il sépare complètement le malade de son médecin.

Le second projet a été développé avec une lucidité merveilleuse par l'auteur de la brochure sur le *Fonctionnement des Médecins militaires*. Selon lui, un officier de santé d'un grade supérieur serait placé dans chacun des hôpitaux soit civils, soit militaires, où sont traités des soldats. Sous ses ordres, les médecins de régiment viendraient chaque matin, et à tour de rôle, passer la visite dans les salles, et y soigner tous les malades appartenant à l'armée.

Ce dernier projet a, selon moi, l'immense avantage de conserver la famille militaire du régiment, et de pouvoir fonctionner, si l'on veut, sans rien changer au cadre actuel. Nous comptons, avons-nous dit, 1,147 docteurs dans l'armée. Nos malades sont traités dans 170 hôpitaux soit militaires, soit civils. Que l'on mette les 170 plus anciens (principaux et majors) à la tête du service de chaque établissement, il restera 977 médecins qui, groupés par trois ou par quatre dans le corps de troupe, s'y partageront le service de l'infirmerie, des marches militaires et de l'hôpital, s'entretiendront dans la pratique de leur art, vivront constamment avec leurs hommes, s'attireront leur affection et leur respect en leur rendant des services journaliers, et pourront marcher le front haut, avec la conscience d'une noble mission généreusement et laborieusement remplie.

Puisse l'autorité prendre en considération ces humbles remontrances, non pas suivant le mérite de celui qui écrit, mais d'après l'importance de la cause qu'il soutient.

A. DE LAPORTE.

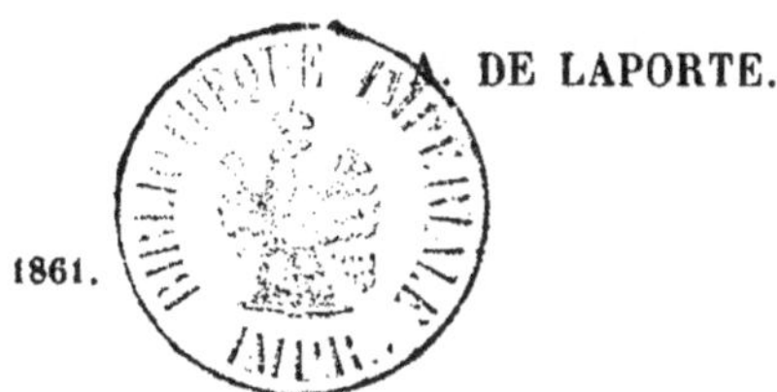

Limoges, 31 mai 1861.

Limoges, imp. DUCOURTIEUX, rue Croix-Neuve.

www.ingramcontent.com/pod-product-compliance
Lightning Source LLC
LaVergne TN
LVHW050517160826
845677LV00003B/1197
* 9 7 8 2 3 2 9 6 3 2 0 6 3 *